DE

LA PNEUMONIE

DANS

LA GROSSESSE

PAR

Louis RICAU,

DOCTEUR EN MÉDECINE DE LA FACULTÉ DE PARIS.

PARIS

OCTAVE DOIN, ÉDITEUR

PLACE DE L'ÉCOLE-DE-MÉDECINE

2, rue Antoine-Dubois, 2

1875

DE

LA PNEUMONIE

DANS

LA GROSSESSE

PAR

Louis RICAU,

DOCTEUR EN MÉDECINE DE LA FACULTÉ DE PARIS.

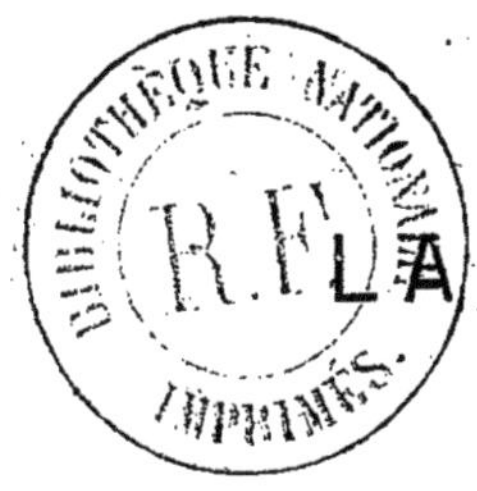

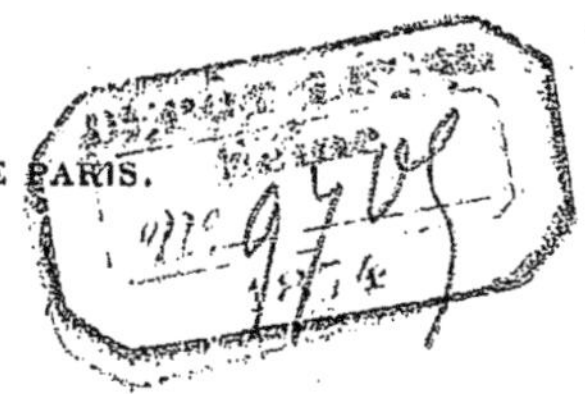

PARIS

OCTAVE DOIN, ÉDITEUR

PLACE DE L'ÉCOLE-DE-MÉDECINE

2, rue Antoine-Dubois, 2

1875

DE LA PNEUMONIE
DANS LA GROSSESSE

Parmi les maladies aiguës qui peuvent survenir pendant la grossesse et en troubler le cours d'une manière fâcheuse pour la femme et le fœtus, la pneumonie occupe certainement un des premiers rangs.

Un fait qui s'est présenté, au mois de juin dernier, à l'hôpital des Cliniques, et dont nous rapportons plus loin l'observation, est venu nous fournir un nouvel exemple de la haute gravité que la phlegmasie peut acquérir dans ces circonstances.

Ce cas, dont l'issue a été funeste pour la mère et pour l'enfant, nous a frappé, et il nous a paru intéressant de rechercher, dans les auteurs et les recueils scientifiques, les faits du même genre qui ont été publiés, de les grouper, et, après les avoir analysés, d'en tirer quelques conclusions pratiques.

Ce petit travail sera divisé en trois parties :

La première comprendra : 1° l'historique ; 2° l'étiologie et la fréquence de la pneumonie pendant la grossesse.

Dans la deuxième, nous parlerons de l'influence réciproque de la pneumonie sur la grossesse et de la grossesse sur la pneumonie ; des conséquences pour la femme et pour le fœtus.

Enfin la troisième partie sera consacrée à quelques considérations sur le traitement.

§ I.

1° HISTORIQUE.

La question de l'influence de la pneumonie sur la grossesse est loin d'être complètement éclaircie. Soit que ce sujet n'ait pas fixé leur attention, soit que le nombre des faits recueillis fut insuffisant, la plupart des auteurs anciens et même modernes ne s'en sont occupés que d'une manière incidente et tout à fait superficielle. Néanmoins tous ceux qui en ont parlé s'accordent à reconnaître la gravité de cette maladie lorsqu'elle vient à frapper la femme enceinte.

Hippocrate professe une opinion absolue. Pour lui, toute maladie aiguë, survenant dans le cours de la grossesse, est mortelle :

« *Mulierem utero gerentem capi ab aliquo morbo acuto lethale est* » (1).

Mauriceau est presque aussi affirmatif. Voici comment il s'exprime : « Nous pouvons dire en général que toute maladie aiguë fait facilement avorter la femme grosse, d'autant qu'elle tue son enfant, lequel étant mort ne peut pas rester longtemps dans la matrice ; ce qui met aussi la femme en grand danger de la vie, la faisant très-souvent périr peu de temps après être avortée, ou même devant, avec son enfant dans le ventre » (2).

De La Motte porte également un pronostic fâcheux (3).

(1) Hippocrate. Opera. De aph., lib. V.
(2) Mauriceau. Traité des maladies des femmes grosses, t. I, chap. 24, Paris, 1740,
(3) De la Motte. Traité complet des accouch. Paris, 1722.

Putegnat croit que cette manière de voir est trop absolue (1).

Franck (2), Requin (3), Max Stoll (4), déclarent que les pneumonies sont très-graves chez les femmes enceintes, surtout lorsqu'il survient un avortement.

Mais il faut arriver presque jusqu'à nos jours pour trouver quelques travaux spéciaux et plus complets. Grisolle, le premier, dans son excellent *Traité de la pneumonie*, a consacré quelques pages à cette importante question. Il a trouvé dans les ouvrages de médecine onze observations, il en a recueilli lui-même sept autres : dans ces 18 cas, 8 femmes ont succombé, 9 ont avorté ou accouché prématurément. « Ces faits, dit-il, doivent faire comprendre combien la pneumonie est redoutable pour les femmes grosses... Je suis bien loin d'affirmer que ces proportions sont toujours les mêmes ; je pense même que, tout en étant exceptionnellement plus grave, la pneumonie qui atteint les femmes grosses ne tue pas, ni peut-être ne fait pas avorter dans cette proportion » (5).

En 1861, dans un travail publié dans les Mémoires de l'Académie de médecine, M. le Dr L.-X. Bourgeois expose les résultats de douze cas de pneumonie franche qu'il a observés chez les femmes enceintes : sur ces 12 cas, il y a eu 5 avortements et 3 accouchements prématurés ; 3 femmes sont mortes (6).

(1) Putegnat. Path. int. du syst. respir. Paris, 1839.
(2) Franck. Path. int., 1840.
(3) Requin. Eléments de path. méd. Paris, 1846.
(4) Max Stoll. Médecine pratique, Paris, 1855.
(5) Grisolle. Traité complet de la pneumonie, 2ᵉ édition. Paris, 1864.
(6) L.-X. Bourgeois. De l'influence des maladies de la femme pendant la grossesse, etc. Paris, 1862.

Quatre ans plus tard, en 1865, à la séance du 24 octobre de l'Académie de médecine, M. E. Verrier lit un mémoire sur le *Pronostic et le traitement de la pneumonie pendant la grossesse.* L'auteur y parle de cinq cas qu'il a observés. Malheureusement ce mémoire n'a jamais été publié, et nous n'en avons que les conclusions. Pour M. Verrier, la pneumonie pendant la grossesse est aussi grave avant qu'après le sixième mois ; c'est à la maladie qu'il faut attribuer l'avortement ou l'accouchement prématuré quand il a lieu, et non à la médication ; d'où cette conclusion que l'on doit traiter la pneumonie comme dans les conditions ordinaires de la vie et ne pas perdre en expectation un temps précieux (1).

Mais le travail le plus complet jusqu'à présent a été publié, en 1870, par le Dr Chatelain (de Lunéville), dans le Journal de médecine de Bruxelles (2). Dans ce travail très-bien fait et dont nous tirerons profit, l'auteur rapporte tout au long un cas de pneumonie qu'il a observé chez une dame enceinte de six mois. Puis joignant aux 18 cas de Grisolle les 12 faits de Bourgeois, il y ajoute 5 observations recueillies éparses dans les journaux de médecine, et 4 autres entièrement inédites, dont 2 lui sont personnelles et les 2 autres lui sont fournies par les docteurs Simon et Monginot. Cela forme un total de 39 observations que M. Chatelain réunit en un tableau statistique excellent d'où il tire les éléments du pronostic et du trai-

(1) E. Verrier. Comptes-rendus de l'Académie de Médecine, octobre 1865.

(2) Chatelain. Recherches sur la pneumonie pendant la grossesse. *Journ. de méd. de Bruxelles*, juillet 1870.

tement de la pneumonie pendant la grossesse. Pour lui, la pneumonie et la grossesse concomitante créent de très-grands dangers pour la mère (10 morts sur 39), et pour l'enfant (10 avortements et 9 accouchements prématurés) ; l'expulsion du fœtus devient parfois une crise favorable capable de sauver une femme sur deux (sur 19 expulsions du produit, la femme a guéri 10 fois) ; cette expulsion agirait en faisant disparaître un des éléments producteurs de la fréquence du pouls et de la gêne respiratoire, et par suite favoriserait la résolution de la phlegmasie.

Reprenant la statistique de M. Chatelain, M. Matton, de Bouzonville (Moselle), dans un travail intitulé : *Recherches sur la pneumonie pendant la grossesse et sur la fièvre puerpérale* (1), arrive à des conclusions tout opposées : il n'admet pas que l'expulsion du fœtus soit une crise favorable pour la mère. Nous verrons plus loin sur quelles raisons il se fonde.

Ce dernier mémoire fut l'objet d'un savant rapport lu à l'Académie royale de médecine de Bruxelles par M. Marchant. Cet auteur combat la théorie de M. Matton, et avec M. Chatelain, il reconnaît qu'il se produit une détente dans les symptômes congestifs du poumon après l'expulsion du fœtus (2).

Tels sont les différents travaux qui ont été publiés jusqu'à ce jour sur la question qui nous occupe.

Nous reproduirons bientôt le tableau statistique de M. Chatelain, parce qu'il permet d'embrasser d'un coup d'œil les résultats de tous les cas rapportés. Nous y ajouterons quatre autres faits, dont l'un a été re-

(1) Matton. *Journ. de méd. de Bruxelles*, mai, 1872.
(2) *Journ. de méd. de Bruxelles*, juin 1872.

Ricau.   2

cueilli, à l'hôpital de la Clinique, par M. Doléris, un second publié par M. Watelle père, un troisième par M. Martineau, enfin un quatrième inédit et que nous avons eu l'occasion d'observer en 1873.

2° ÉTIOLOGIE ET FRÉQUENCE.

La pneumonie qui survient chez les femmes grosses ne nous semble pas reconnaître d'autres causes que celles qui la produisent dans les conditions ordinaires de la vie ; le plus souvent elle est due à un refroidissement brusque, et elle surprend la femme au milieu de la santé la plus parfaite, comme Grisolle l'a remarqué dans 16 cas.

Le *froid* ne constitue jamais une cause suffisante pour produire la pneumonie, et, pour agir, pour être efficace, cette cause a besoin de la *prédisposition*. Faut-il voir, dans l'excès de fibrine du sang chez les femmes enceintes, une prédisposition particulière à contracter la maladie ? C'est ce que croient MM. C. Devilliers et Matton : « L'excès de fibrine que contient le sang de la femme enceinte, dit le premier, et qui rapproche ce liquide de l'état phlegmasique, produit une prédisposition telle que des causes occasionnelles peuvent développer alors une maladie » (1). Le second est également partisan de la théorie de MM. Andral et Gavarret, Becquerel et Rodier ; il admet même avec Andral et Cazeaux que l'excès de fibrine est *un signe de l'inflammation*, et il attribue, dans l'étiologie de la

______

(1) C. Devilliers. Nouv. dict. de méd. et de chir. pratiques, t. IV, art. Avortement. Paris, 1866.

pneumonie pendant la grossesse, un rôle prépondé-
rant à cette prétendue *diathèse inflammatoire* de la
grossesse.

M. Marchant repousse cette manière de voir. Il est
prouvé, dit-il, et à peu près généralement admis aujour-
d'hui, d'après des recherches récentes, que la fibrine
n'est plus la substance organo-plastique par excel-
lence, qu'elle constitue, au contraire, un détritus organique dont l'accumulation est produite par la gêne
de la fonction respiratoire, et qui ne saurait prédis-
poser aux inflammations. On sait, en effet, que, dans
les trois derniers mois de la grossesse, la respiration
est gênée, la circulation accélérée, la combustion plus
active, et qu'il s'exhale dans la respiration une beaucoup plus grande quantité d'acide carbonique que
dans l'état habituel (Andral et Gavarret) : c'est ce qui
explique l'augmentation de la fibrine du sang chez la
femme vers la fin de la gestation.

Si, comme l'affirme M. Matton, l'excès de fibrine
dans la grossesse constitue une diathèse inflammatoire, comment se fait-il que la pneumonie ne soit
pas plus fréquente chez les femmes grosses? Cette
maladie, qui est une des inflammations pulmonaires
les plus communes, ne s'observe pas plus souvent
lorsque l'utérus est gravide que lorsqu'il ne l'est pas :
ce n'est pas le nombre des faits recueillis qui nous dé-
mentira.

« On peut hardiment répondre, dit M. Stoltz, que
les modifications de l'économie pendant la grossesse
ne prédisposent pas aux maladies ordinaires. On n'a
pas vu, en temps d'épidémie même, que les femmes
enceintes fussent plus prédisposées à contracter la

maladie régnante que d'autres personnes. Mais la grossesse n'est pas non plus un préservatif. La femme grosse peut contracter des maladies aiguës comme une autre personne. Dans quelle proportion? Ceci est encore à établir » (1).

———————

§ II.

Le tableau statistique suivant comprend 43 cas de pneumonie; ces 43 cas sont divisés en deux grandes classes : dans la première, sont exposés les résultats des pneumonies qui ont surpris la femme avant le 180e jour de la grossesse; dans la seconde, les résultats des pneumonies survenues chez la femme après le 180e jour.

La viabilité fœtale n'étant possible qu'après le sixième mois, cette division est utile, en ce sens, qu'elle permet d'établir immédiatement le pronostic, sinon au point de vue de la mère, du moins au point de vue de l'enfant.

(Voir le Tableau, page 13.)

Le tableau que nous donnons ici va nous servir de guide pour les diverses questions que nous avons à traiter dans cette partie de notre travail; il nous fournira les éléments du pronostic pour la mère et pour l'enfant.

Nous allons examiner successivement les quatre points suivants :

A. — Influence de la pneumonie sur la marche de la grossesse;

(1) Stoltz. Nouv. dict. de méd. et de chir. pratiques, art. Grossesse, t. XVII. Paris, 1873.

DIVISION des pneumonies en deux classes.	TERMINAISONS au point de vue de la mère.	TERMINAISONS au point de vue de l'enfant.	NOMS des observateurs.	REMARQUES ET OBSERVATIONS.	OUVRAGES ET RECUEILS où se trouvent les observations.
Première classe. — Pneumonies avant le 180e jour de la grossesse, 25.	Guérisons, 23.	Avec avortement, 6.	Grisolle............	Amélioration survenue après avortement. ..	Traité de la pneumonie, 2e édition, 1…
			id.		
			Bourgeois......		Influence des maladies des femmes, etc.
			id.		
			id.		
			id.		
		Sans avortement, 17.	Monginot............	Traitement par la digitale seule............	Cité par Chatelain.
			Chatelain	Traitement par le kermès et la saignée.....	Journal de médecine de Bruxelles, 187…
			Grisolle............		
			id.		
			id.		
			id.		
			id.		
			id.		Loc. cit.
			id.		
			id.		
			Bourgeois		
			id.		
			id.		
			Mazade............		Revue médico-chirurgicale, t. VI.
			Habrand		Bulletin de thérapeutique, t. XLIV, 1…
			(?)	Hôpital de la Charité, sans nom d'auteur.	id. avril 1874.
			Martineau............	Traitement par le kermès et l'ipéca..........	
	Morts, 5.	Avec avortement, 5.	Grisolle		Loc. cit.
			id.		
			id.		
			Bourgeois............		
			Doléris............	Traitement par la saignée générale..........	Archives de tocologie, juillet 1874.
		Sans avortement, 0.	....		....
Deuxième classe. — Pneumonies après le 180e jour de la grossesse, 15.	Guérisons, 8.	Avec accouchement prématuré, 5.	Thirion (de Namur)..	Accouchement provoqué à dessein	Journal de médecine de Bruxelles, 184…
			Chatelain	Traitement par saignée, digitale	Loc. cit.
			Bourgeois		
			Id.		
			Watelle père........	Traitement par le kermès et l'émétique.....	Union médicale, 19 décembre 1872.
		Sans accouchement prématuré, 3.	Simon	Saignée locale et kermès....................	Cité par Chatelain.
			Bourgeois............		Loc. cit.
			Mazade............		Cité par Chatelain,
	Morts, 7.	Avec accouchement prématuré, 5.	Grisolle............		Loc. cit.
			id.		
			id.		
			id.		
			Bourgeois............		
					Morgagni, 90e lettre. § 10.

B. — Influence de la grossesse sur la marche de la pneumonie;

C. — Causes productrices de l'expulsion du fœtus;

D. — Conséquences : 1° pour la femme; 2° pour l'enfant.

A. — *Influence de la pneumonie sur la marche de la grossesse.*

Il suffit de jeter les yeux sur le tableau précédent pour se convaincre des conséquences désastreuses qu'entraîne la pneumonie pour la grossesse. Si, en effet, nous considérons les 43 cas de pneumonie d'une manière générale et en faisant abstraction de l'époque à laquelle la femme a été frappée, nous remarquons que *dans la moitié des cas* (21 fois sur 43), il y a eu avortement ou accouchement prématuré. Cette proportion énorme est celle que Grisolle avait déjà constatée pour ses 18 faits.

Mais pouvons-nous affirmer que ce rapport est toujours le même et que, sur deux femmes, l'une est fatalement condamnée à avorter ou à accoucher avant terme? Assurément non. Nous n'avons ici qu'un certain nombre de faits qui, pour la plupart, n'ont été recueillis et publiés que parce qu'ils offraient quelque particularité intéressante, soit au point de vue des symptômes, soit au point de vue du traitement. Il faudrait posséder, sinon la totalité, du moins un nombre considérable de cas pour pouvoir donner une moyenne exacte. Quoi qu'il en soit, le résultat de ces 43 faits est bien suffisant pour nous démontrer la gravité de la phlegmasie lorsqu'elle vient compliquer la grossesse.

Il n'est pas sans intérêt de rechercher quelle a été l'influence de la maladie aux diverses périodes de la gestation. Sous ce rapport, nous observons que, dans les six premiers mois, 11 femmes sur 28 ont avorté, ce qui représente un peu plus du tiers du nombre total. Dans les trois derniers mois de la grossesse, et sur 15 cas, il y a eu 10 accouchements prématurés, c'est-à-dire que l'expulsion du fœtus a eu lieu dans les deux tiers des cas.

Il ressort de ces chiffres que plus la grossesse approche de son terme, et plus elle est exposée à être supprimée par la pneumonie intercurrente.

Nous ne connaissons que deux cas d'avortement provoqué par la maladie à trois mois de grossesse : la première observation est due à Mauriceau (obs. 360, t. II) ; la seconde à Grisolle. Il est probable que, si elle a lieu avant cette époque, la fausse couche passe la plupart du temps inaperçue.

La pneumonie provoque-t-elle plus ou moins souvent l'expulsion du fœtus que les autres maladies aiguës ? Pour répondre à cette question, nous devons examiner les résultats fournis par ces dernières, et les comparer avec ceux fournis par la pneumonie. Bien que les observations soient peu nombreuses, il est cependant possible de déterminer à peu près exactement le rang qu'elle occupe parmi ces maladies.

Si nous considérons la *variole*, nous voyons que sur 31 cas (Bourgeois, Serres) survenus pendant la grossesse, il y a eu 27 fois avortement ou accouchement prématuré. L'expulsion du fœtus a donc eu lieu dans la presque totalité des cas.

La *fièvre typhoïde* fournit également un chiffre considérable d'avortements : 22 fois sur 38 cas (37 de Bourgeois et 1 de Grisolle) le produit de la conception a été expulsé.

Sans être aussi grave, la *rougeole* n'en a pas moins des conséquences funestes pour la grossesse : sur 15 femmes atteintes de cette maladie, Serres a eu 8 avortements ou accouchements avant terme; mais des 4 cas recueillis par Grisolle, aucun n'a troublé la marche régulière de la gestation.

L'influence de la *scarlatine* est moins connue parce qu'il y a peu d'observations.

Quant aux autres maladies inflammatoires (*pleurésie, rhumatisme articulaire aigu*, etc.), on ne connaît guère non plus leur influence sur la grossesse, et pour la même raison.

M. Bouchut a observé 52 cas de *choléra* chez des femmes enceintes, et, sur ces 52 cas, il y a eu 25 fois expulsion du fœtus.

De ces divers résultats on peut donc conclure que la variole et la fièvre typhoïde sont, de toutes les maladies aiguës qui affectent la femme grosse, celles qui déterminent le plus souvent l'avortement. La pneumonie ne viendrait qu'après elles et devrait être rangée sur la même ligne que le choléra sous le rapport de la gravité de ses conséquences pour la grossesse.

B. — *Influence de la grossesse sur la marche de la pneumonie.*

Si la gestation est souvent troublée et arrêtée dans sa marche par une pneumonie intercurrente, à son tour la phlegmasie est plus ou moins aggravée par le fait de la grossesse qu'elle vient compliquer.

Pour Grisolle et Bourgeois, la maladie n'affecterait point de siége de prédilection. Cependaut dans les 8 cas dont nous citons plus bas les observations, 7 fois la pneumonie occupait le poumon droit ; mais cela n'a pas lieu de nous surprendre, car nous savons que, dans les conditions ordinaires de la vie, la phlegmasie affecte le plus fréquemment le côté droit.

Grâce à l'état de grossesse, les symptômes de la maladie acquièrent très-souvent un degré d'intensité considérable : la fièvre est vive, la température élevée, la peau chaude et sèche ; le pouls est accéléré, dur, vibrant, et donne de 110 à 136 pulsations à la minute.

Mais le symptôme capital, le phénomène dominant, et celui sur lequel nous voulons insister le plus particulièrement, c'est la *gêne respiratoire*. Tous les observateurs ont remarqué que, dans les cas graves et qui doivent avoir une issue fatale soit pour la femme, soit pour l'enfant, ou bien pour tous les deux, cette gêne de la respiration est intense. La dyspnée, dit Bourgeois, est plus forte que ne le comporte l'état inflammatoire du poumon, et elle est d'autant plus marquée que la grossesse est plus avancée. M. Chatelain fait la même remarque.

Plusieurs causes contribuent à la production de cette gêne respiratoire : elles sont de deux sortes, les unes dues à la pneumonie (*causes pathologiques*), les autres à la grossesse (*causes physiologiques*). Nous allons les énumérer rapidement.

a. — *Causes dues à la pneumonie.* — 1° Dans la partie du poumon envahie par la phlegmasie, les alvéoles sont le siége d'une exsudation qui empêche l'air d'y pénétrer : par conséquent, diminution de la surface respirante, et ralentissement de la circulation dans la partie enflammée.

2º Dans les parties qui ne sont pas atteintes par l'inflammation, il se produit une hyperémie et un œdème collatéraux, deux conditions qui rétrécissent directement le champ de l'hématose (Jaccoud).

Il est aisé de comprendre combien ces deux causes seront puissantes quand la pneumonie sera double.

3º La douleur de côté si violente oblige la malade à ne faire que des inspirations très-superficielles ; d'où rétrécissement permanent de la cavité thoracique.

4º La fièvre, par suite de la combustion exagérée, donne lieu à une consommation plus considérable d'oxygène et à une production augmentée d'acide carbonique aux dépens de l'organisme : c'est là une des causes les plus efficaces de la dyspnée (Niemeyer).

b. — *Causes dues à la grossesse.* — L'utérus, très-augmenté de volume, surtout à partir du sixième mois, refoule la masse intestinale, le foie, l'estomac, la rate, et diminue par suite l'étendue des contractions du diaphragme.

2º Il est une autre cause, dont il faut, croyons-nous, tenir compte : nous voulons parler des modifications du sang produites par la grossesse. La fibrine du sang n'augmente de quantité qu'aux dépens de l'albumine et des globules rouges ; ceux-ci, qui, à l'état normal et sur 1000 parties, représentent le chiffre de 127,2, ne donnent plus que le chiffre de 105. Comme les globules rouges sont les véhicules de l'oxygène, si leur nombre diminue, l'apport de ce gaz sera moindre dans l'économie.

On conçoit, d'autre part, que, si la lésion pulmonaire est très-étendue, il y aura des troubles du côté de la circulation. La partie enflammée opposera un obstacle au cours du sang, et cet obstacle ne pourra être compensé par la circulation accélérée qui s'effectue dans les parties saines du poumon. Le cœur gauche recevra donc peu de sang, tandis que le cœur droit et les veines de la grande circulation en renfermeront une trop grande quantité.

En résumé, toutes ces causes se réunissent et s'ajoutent pour empêcher la révivification complète du liquide sanguin ; celui-ci, poussé par les contractions répétées et incessantes du cœur, s'accumule dans le système veineux et augmente la congestion pulmonaire, augmente par conséquent l'oppression et la dyspnée.

Nous verrons bientôt les conséquences de cette gêne respiratoire.

Dans les cas graves, la pneumonie de la grossesse n'a pas la marche régulière que l'on observe dans l'état habituel ; la phlegmasie peut passer d'un poumon à l'autre, comme nous le voyons à deux reprises successives dans l'observation de M. Chatelain ; il semble que le poumon congestionné soit un terrain tout préparé pour favoriser la propagation et l'extension de la maladie.

Lorsque les symptômes sont peu intenses et que l'on est parvenu, par un traitement bien dirigé, à enrayer les contractions utérines qui se manifestent dans la plupart des cas, la résolution de la phlegmasie se fait assez rapidement.

Quand l'expulsion du fœtus a lieu, elle s'effectué

très-promptement; le travail n'est pas long, il n'a
duré qu'une demi-heure chez la femme de l'observation I. Après cette expulsion, souvent la femme se
trouve mieux ; la déplétion utérine paraît être une
dérivation salutaire pour l'état congestif des poumons ; la dyspnée diminue, le pouls est moins vif ;
enfin l'état général s'améliore, et la malade entre en
convalescence.

Quand, après l'avortement ou l'accouchement prématuré, la maladie doit avoir une issue fâcheuse, les
lésions pulmonaires s'étendent, le second poumon se
prend si l'inflammation ne l'avait pas envahi ; la fièvre
redouble, la dyspnée est intense ; il y a délire, fuligi-
nosités de la langue, des lèvres, et mort du deuxième
au sixième jour qui suit la déplétion de la matrice
(Bourgeois).

Nous reviendrons plus loin sur le pronostic, et nous
examinerons si les conséquences de l'expulsion du
fœtus sont ou non favorables à la femme.

C. — *Causes productrices de l'expulsion du fœtus.*

Comment agit la pneumonie pour provoquer l'avortement ou l'accouchement avant terme ? Faut-il accu-
ser les secousses de la toux ? Beaucoup d'auteurs accordent, sous ce rapport, à cette dernière, une impor-
tance considérable. Mauriceau s'exprime ainsi (1) :
« La grande toux par son agitation fréquente pous-
sant le diaphragme subitement et avec effort en bas,
donne de violentes secousses à la matrice ; » et ail-

(1) Mauriceau. T. I, chap. 24.

leurs (1) : La toux « est un des plus dangereux accidents qui contribuent à l'avortement. »

Fleetwood Churchill et Capuron veulent également
que la toux soit capable de produire l'expulsion du
fœtus : « On comprend, dit ce dernier, que la femme
court risque de faire fausse couche à cause de l'ébran-
lement qui se communique à la matrice par l'agitation du diaphragme et des muscles abdominaux; dés-
ordre qui détermine presque toujours la rupture des
adhérences utérines avec le placenta et les mem-
branes » (2).

Cazeaux dit aussi que la toux peut provoquer l'a-
vortement (3).

Grisolle nie cette influence : il a observé 12 cas de
bronchite intense chez des femmes grosses; 4 de
celles-ci avaient une toux continuelle que rien ne
pouvait calmer, qui a persisté presque sans interrup-
tion pendant plus d'un mois sans troubler pourtant
le cours de la grossesse. Il ajoute qu'il a vu un grand
nombre de femmes phthisiques arriver au terme de
la gestation malgré une toux opiniâtre. « Je crois
donc que l'influence fâcheuse, exercée par la pneumonie sur la marche de la grossesse, s'explique par l'im-
portance de l'organe qui est affecté, par la soudaineté
d'explosion de la maladie, par sa gravité, par l'intensité de la fièvre qu'elle détermine, et par le nombre
des phénomènes sympathiques qui éclatent du côté
de presque toutes les fonctions » (4).

(1) Mauriceau. Chap. 16, t. I.
(2) Fleetwood Churchill. Trad. de Wieland et Dubrisay, 1866
page 784.
(3) Cazeaux. Traité des accouch., 8ᵉ édit. Paris, 1870.
(4) Grisolle. loc. cit.

Mais comme le fait remarquer M. Chatelain, cette explication est un peu vague; Grisolle établit des faits sans en donner le *pourquoi*.

A quoi donc attribuer l'expulsion du fœtus?

Il nous semble qu'il faut faire intervenir ici deux causes : 1° la gêne de la respiration, et 2° l'intensité de la fièvre.

1° *Gêne de la respiration.* — Nous avons établi plus haut quelles étaient les causes qui apportaient un obstacle à la fonction respiratoire ; nous avons vu que le sang se chargeait en excès d'acide carbonique fourni sans cesse par la combustion exagérée des tissus, et dont il ne pouvait se débarrasser par suite de l'insuffisance des échanges gazeux.

Cela étant admis, il nous sera facile, en nous appuyant sur les expériences physiologiques, de donner l'explication du fait.

M. Brown-Séquard a démontré que le sang veineux est capable d'exciter et de mettre en action les centres nerveux et les muscles de la vie animale et de la vie organique (1).

EXPÉRIENCE 1. — Séparant, chez une chienne ou une lapine près de mettre bas, l'utérus de toutes ses connexions avec le système nerveux central, et injectant ensuite du sang noir par l'aorte, il a vu toujours des contractions de l'utérus et souvent une expulsion d'un ou de plusieurs fœtus. En remplaçant le sang noir par du sang rouge, les contractions cessaient. Il a observé que la propriété spéciale de la stimulation exercée par le sang noir est de produire des *contractions intermittentes* (2).

(1) Brown-Séquard. Du sang veineux comme excitateur de certains mouvements. (Comptes rendus des séances de la Société de biologie, t. I. Paris, 1849.)

(2) Brown-Séquard. Recherches expérimentales sur les propriétés et les usages du sang rouge et du sang noir. (Comptes-rendus de l'Académie des sciences, t. XLV, 1857.)

EXPÉRIENCE II.—Sur deux femelles de lapin, près de mettre bas (environ deux ou trois jours avant terme), j'ouvris l'abdomen, et sur l'une j'injectai dans l'aorte du sang artériel de chien, défibriné par le battage, puis chargé d'acide carbonique, pendant que sur l'autre on injectait, aussi par l'aorte, du sang veineux du même chien, défibriné aussi, mais moins chargé d'acide carbonique. Au bout de deux minutes, l'utérus de la première lapine commença à se contracter, et ses contractions, après trois minutes de plus, avaient déjà expulsé un fœtus; quatre minutes plus tard, deux autres fœtus avaient été chassés de la cavité utérine.—L'utérus de la seconde lapine, qui recevait le sang veineux, ne commença à se contracter qu'après cinq minutes; et, dix minutes après, il n'avait expulsé qu'un seul fœtus.—L'expérience fut alors modifiée : les deux lapines furent asphyxiées, et il y eut, chez toutes deux, une expulsion de deux fœtus de plus : en totalité 5 chez la première, 3 chez la seconde.

« Il ressort de cette expérience, conclut l'éminent physiologiste, que le pouvoir excitateur du sang réside bien dans l'acide carbonique qu'il contient, et que le sang artériel peut avoir ce pouvoir à un plus haut degré que le sang veineux, si on l'a chargé d'acide carbonique de façon qu'il en contienne plus que ce dernier sang » (1).

Ces expériences nous paraissent concluantes : elles nous donnent l'explication du mécanisme de l'avortement ou de l'accouchement prématuré chez la femme atteinte de pneumonie grave ; elles nous démontrent que l'acide carbonique agit non-seulement sur le système nerveux central, mais aussi sur les muscles de la vie organique. N'est-il pas logique d'admettre qu'il se passe chez la femme un phénomène analogue à celui qui se produit chez la lapine? Les conditions étant les mêmes, les effets doivent être identiques chez toutes deux.

Au fur et à mesure que l'utérus se développe, ses fibres deviennent de plus en plus contractiles et excitables. On conçoit que cette contractilité soit facile.

(1) Brown-Séquard. *Journal de physiologie*, t. I, 1858.

ment mise en jeu par un excès d'acide carbonique dans le sang, surtout dans les trois derniers mois de la grossesse. M. Brown-Séquard va bien plus loin : pour lui cette excitabilité de l'utérus atteindrait son maximum à la fin de la gestation, et l'accouchement naturel ne se ferait pas autrement que par l'action de l'acide carbonique du sang sur cet organe.

Avec MM. Chatelain, Devilliers, Marchant, nous invoquerons donc le trouble de l'hématose comme cause principale de l'expulsion du produit de la conception.

2° *Fièvre.* — Cependant nous croyons qu'il faut accorder une certaine part d'influence à la violence de la réaction fébrile et aux troubles généraux qui l'accompagnent ; mais nous nous refusons, malgré M. Matton et la grande autorité de Grisolle, à faire de la fièvre la cause unique de l'avortement ou de l'accouchement prématuré. Pour nous, dans le cas qui nous occupe, la fièvre agit surtout en activant la combustion des tissus et en surchargeant le sang d'acide carbonique : plus la température est élevée et plus la gêne de la respiration est considérable, plus par conséquent il y a de chances pour que l'expulsion du fœtus se produise.

Nous ne nions pas que les troubles nerveux déterminés par la fièvre (lésions de motilité, frissons, spasmes vasculaires et musculaires (Hirtz), ne contribuent pour leur part à cette expulsion ; car dans les fièvres éruptives et intermittentes, l'avortement se produit sans troubles considérables de l'hématose : mais nous croyons que, dans dans ces dernières pyrexies, il faut tenir compte des divers éléments infectieux qui, par leur nature, peuvent concourir aux troubles nerveux et agir par suite sur l'organe de la gestation.

D. — *Conséquences pour la femme et pour l'enfant.*

1° *Conséquences pour la femme.* — Sur les 18 faits que Grisolle rapporte dans sa Monographie, 8 fois la femme a succombé aux atteintes de la pneumonie. Cet auteur fait remarquer avec raison que c'est là une proportion énorme, surtout si l'on a égard à l'âge des malades.

Mais heureusement les 25 cas que l'on a recueillis depuis n'ont pas donné, il s'en faut, une mortalité aussi considérable. Sur ces 25 femmes, 4 seulement sont mortes : au lieu de la moitié, ce n'est plus que le sixième.

En résumé, et si nous additionnons tous les faits, nous voyons que la pneumonie a enlevé 12 femmes sur 43, un peu plus du quart.

En envisageant la question sous un autre aspect, et en recherchant quelle a été la mortalité dans les deux principales périodes de la grossesse, nous observons que, sur les 28 femmes frappées par la maladie dans les six premiers mois, 5 ont succombé, tandis que sur les 15 frappées après le 180e jour, 7 sont mortes.

Ces chiffres démontrent clairement que plus la femme grosse atteinte de pneumonie approche du terme de la gestation, plus le danger est grand pour elle.

Examinons maintenant quelle a été l'influence de l'expulsion du fœtus sur l'issue de la maladie. Nous avons dit plus haut que des 28 femmes dont la grossesse ne dépassait pas le sixième mois, 11 avaient avorté : sur ces 11 cas, 5 fois la mort a succédé à l'avortement. Sur les 10 accouchements prématurés des trois derniers mois de la gestation, il y a eu 5 morts.

Il nous semble que l'on peut conclure de ces chiffres que l'expulsion du fœtus a le même degré de gravité pour la mère, quelle que soit la période de la grossesse.

Nous ferons remarquer que, dans les six premiers mois, aucune femme n'est morte sans avoir préalablement fait fausse couche, tandis que, dans les trois derniers, 2 ont succombé sans accoucher.

Il est une question très-importante, surtout au point de vue du traitement, c'est celle de savoir si l'expulsion du fœtus est un phénomène favorable à la résolution de la pneumonie.

Desormeaux, Cazeaux, Stoltz (1) et Marchant (2), déclarent que l'expulsion fœtale devient souvent un événement heureux, une véritable crise, qui détermine une solution favorable dans les affections inflammatoires.

Il est certain que Grisolle, Bourgeois, Chatelain, ont observé, parfois immédiatement après l'avortement ou l'accouchement prématuré, une détente dans les symptômes congestifs du poumon, un abaissement de la température, un ralentissement du pouls, enfin une prompte résolution de la phlegmasie. Dans un cas de Grisolle, la maladie resta grave et son issue incertaine jusqu'au quinzième jour; mais, aussitôt

(1) Stoltz. Nouveau dict. de méd. et de chir. pratiques, art. Grossesse. Paris 1873.
(2) Marchant. *Loc. cit.*

après l'expulsion du fœtus, les symptômes s'apaisèrent et la convalescence s'établit. Dans l'observation de M. Chatelain, le pouls n'a cédé et la respiration ne s'est ralentie qu'après l'accouchement, et cela malgré l'emploi de la digitale à haute dose.

Dans un cas désespéré de pleuro-pneumonie chez une femme enceinte de six mois et demi, et où l'asphyxie menaçait d'emporter rapidement la malade, le docteur E. Thirion (de Namur) provoqua l'accouchement et eut le bonheur d'obtenir la guérison (1).

M. Aran fit l'accouchement prématuré artificiel chez une femme enceinte de huit mois et atteinte d'apoplexie pulmonaire : la dyspnée était très-intense, la face cyanosée, les lèvres bleuâtres, le pouls petit, à 128; les extrémités froides. Après l'opération, l'état de la malade s'améliora d'une manière prononcée ; quelques jours après, la mère et l'enfant sortaient très-bien portants de l'hôpital (2).

Tous ces faits nous démontrent donc que l'avortement ou l'accouchement prématuré peut souvent donner lieu à une détente de tous les symptômes et favoriser la bonne terminaison de la phlegmasie.

M. Matton se trouve en désaccord avec tous ces observateurs, lorsqu'il affirme que l'expulsion du fœtus est *toujours* défavorable à la résolution de la pneumonie et que la gravité de celle-ci n'en est qu'augmentée. Par le fait de cette expulsion, dit-il, l'excès de fibrine n'est pas supprimé, car cet excès subsiste encore plus d'un mois après la délivrance, et c'est la fibrine qui fait tout le danger.

(1) *Journal de Bruxelles*, 1844.
(2) *Gazette des hôpitaux*, 16 mai 1857.

Il reconnaît cependant qu'il se produit une diminution de la congestion pulmonaire lorsque le fœtus est
chassé de la cavité utérine.— Mais il nous semble que
ce résultat est énorme.

Cependant cette heureuse modification dans les
symptômes de la maladie ne se produit pas toujours
à la suite de l'expulsion fœtale ; la femme voit au
contraire son état s'aggraver très-rapidement, et elle
succombe quelques heures, un jour ou deux après
cette expulsion. L'observation I nous fournit un triste
exemple de ce dénouement. C'est qu'alors, probable-
ment au moment où l'enfant est expulsé, le sang de la
mère est tellement chargé d'acide carbonique qu'il est
devenu tout à fait impropre à l'hématose ; la congestion a diminué, mais les globules sanguins ne sont
plus aptes aux échanges gazeux ; ils gardent l'acide
carbonique et refusent l'oxygène ; la révivification
sanguine n'est plus possible. C'est là un fait qui a été
démontré par des expériences. La mort ne peut donc
être que la conséquence de ce défaut d'hématose.

Nous ne voulons pas terminer cet article sans dire
quelques mots de la haute gravité de la pneumonie
lorsqu'elle vient compliquer une affection organique
du cœur chez une femme grosse. Il est facile de comprendre que ces deux maladies, ajoutant leurs effets,
détermineront une congestion considérable des poumons, et devront faire porter un pronostic fàcheux.
Grisolle en a observé deux cas ; la femme qui fait le
sujet de l'observation I a aussi offert cette complication. A l'autopsie, on trouva, chez cette dernière, les
valvules du cœur gauche, mais surtout les valvules
sigmoïdes, notamment altérées ; le foie et les pou-

mons, dans toute leur étendue, étaient le siége d'une congestion énorme ; les veines des ligaments larges, triplées de volume, étaient gorgées d'un sang très-noir et très-épais. Cette femme avait présenté tous les symptômes d'une asphyxie rapide.

On sait que les affections cardiaques ont déjà par elles-mêmes une action très-fâcheuse sur la marche de la gestation. M. Peter avait montré, en 1872 (1), que la grossesse pouvait exercer une certaine influence sur le développement des maladies du cœur existantes. Ce n'est qu'un peu plus tard, en 1873, que M. P. Budin, interne des hôpitaux, vint faire voir l'influence réciproque de ces maladies sur le développement de la grossesse : une observation intéressante, publiée par lui (2), est un exemple frappant de ce fâcheux effet. Depuis, il a paru dans les journaux de médecine un certain nombre d'autres faits qui viennent confirmer la justesse des vues de M. P. Budin. — Mais nous ne voulons pas nous appesantir sur cette question, ce serait trop nous écarter du cadre que nous nous sommes tracé ; il nous suffira de l'avoir indiquée.

Revenons donc à la pneumonie.

On peut également prévoir combien les accidents seraient redoutables pour une femme enceinte dont la cage thoracique serait déformée par le rachitisme : à la gêne et à la compression qui, à l'état normal, résultent pour les poumons de cette déformation, viendrait encore s'ajouter la gêne plus considérable déterminée à la fois par la pneumonie et par la gros-

(1) Péter. Grossesse et maladies du cœur. *Union médicale,* février 1872.

(2) *Progrès médical,* 18 octobre 1873.

sesse, surtout si celle-ci était près de son terme. Le danger serait imminent. — Nous ignorons si le fait s'est présenté ; en tout cas, aucun auteur n'a fait cette remarque.

2° *Conséquences pour l'enfant.* — Si le pronostic est relativement assez grave pour la femme, il l'est encore bien davantage pour l'enfant.

Nous avons dit que le fœtus avait été expulsé 21 fois sur 43 cas : si nous retranchons de ce chiffre 21, les 11 cas où le fœtus était fatalement condamné à périr puisqu'il était expulsé avant le septième mois, il nous reste 10 cas où l'enfant était né viable.

Ces 10 faits se décomposent de la façon suivante :

ÉTAT dans leque les enfants sont venus au monde.	NOMBRE des enfants.	NOMS des observateurs.
1o Enfants mort-nés....................	...... 3	Grisolle. Thirion. Bourgeois.
2o Enfants nés vivants, morts quelques heures après...................	...... 3	Grisolle (2 cas). Bourgeois.
3o Enfants nés vivants et qui ont vécu..	...... 3	Grisolle. Bourgeois. Watelle.
4o Enfants sur lesquels il n'y a pas de renseignements...................	...... 1	Chatelain.

Nous voyons donc qu'après ces 10 accouchements prématurés, 6 enfants sont morts, 3 et peut-être 4 (car il y a un cas douteux, celui de Chatelain) ont vécu.

Nous tirerons de ces faits les conclusions ci-après :

1° La mort du fœtus est toujours la conséquence de son expulsion de la matrice avant le septième mois.

2° Dans les trois derniers mois, au contraire, l'enfant a des chances de conserver la vie après son expulsion.

Grisolle cite un fait emprunté à Valsalva dans lequel la femme succomba sans accoucher; « l'opération césarienne, pratiquée aussitôt, ne donna qu'un cadavre (1). » Nous avons eu l'occasion de voir un cas absolument semblable. C'était chez une femme enceinte de huit mois et affectée d'une pneumonie double ; elle mourut assez rapidement avec tous les symptômes de l'asphyxie : dyspnée intense, cyanose de la face et des lèvres, refroidissement très-prononcé des extrémités. Bien que par l'auscultation on n'eût point perçu les battements du cœur de l'enfant, on crut cependant bien faire en pratiquant l'opération césarienne *post-mortem* : comme dans l'observation de Valsalva, celle-ci ne donna qu'un cadavre.

Ce cas et le précédent prouvent donc qu'il n'y a pas toujours expulsion du fœtus quand la femme meurt. Quelle en est la raison ? Nous l'ignorons, mais il est probable que, dans ces circonstances, l'utérus est en voie de dégénérescence graisseuse, et que la fibre musculaire de cet organe est par conséquent très-peu excitable. Nous ne connaissons pas les antécédents de la femme dont nous parlons, mais elle était scrofuleuse. La paroi utérine, très-mince, n'opposa presque pas de résistance au scalpel de l'opérateur.

Il est un fait digne de remarque, c'est que la plupart des enfants sont vivants lorsqu'ils viennent au monde. Il semblerait que leur mort devrait toujours avoir lieu et être la conséquence des phénomènes

(1) Morgagni. 20° lettre, § 10.

d'asphyxie et de réaction fébrile intense auxquels ils
doivent leur expulsion, et cependant ce n'est pas ce
que l'on observe.

Où trouver l'explication de ce fait ?

De tout temps on a remarqué que le fœtus opposait
une grand résistance à l'asphyxie ; Legallois (1) l'a
encore démontré en 1835 ; il a vu que cette résistance
était d'autant plus grande que le fœtus était moins
avancé en âge. On a voulu voir la raison de ce phénomène dans les conditions anatomiques particulières
au fœtus, dans l'existence du canal artériel et du trou
de Botal. Mais ce n'est là qu'une hypothèse sans fon-
dement que Müller et Burrow n'ont pas eu de peine
à renverser (2).

Pour nous, nous croyons que cette résistance pas-
sive est due aux conditions particulières dans les-
quelles se produit l'asphyxie. Quelque considérables
que soient l'inflammation et la congestion pulmonaires dans la pneumonie des femmes grosses, jamais
elles ne sont suffisantes pour interrompre complètement l'hématose ; quelque petite qu'en soit la quantité, de l'oxygène pénètre toujours dans les poumons
et révivifie une certaine portion du sang. Il nous
semble que le fœtus, lui dont la dépense est si mi-
nime, doit trouver pendant quelque temps un aliment
suffisant dans cette petite quantité d'oxygène que lui
apporte le sang maternel ; l'asphyxie ne se fait pas
brusquement, elle est lente, graduelle, et l'organisme

(1) Legallois. Expériences physiologiques tendant à faire con-
naître le temps durant lequel les animaux peuvent être sans danger privés de respiration. Paris, 1835.
(2) P. Bert. Nouv. dict. de méd. et de chir. prntiques. Art. asphyxie, t. III.

si flexible du fœtus (Legallois) peut se mettre peu à peu en équilibre avec ces nouvelles conditions, il peut s'y habituer. Cl. Bernard a démontré, en effet, que quand on asphyxie *graduellement* un animal, celui-ci résiste bien davantage que lorsque l'asphyxie est rapide.

Quoi qu'il en soit, il arrive bientôt un moment où le sang maternel, saturé, pour ainsi dire, d'acide carbonique, ne suffit plus à la nutrition de l'enfant : alors celui-ci s'agite avec vivacité dans la cavité utérine, il éprouve en quelque sorte des convulsions ; puis bientôt, subissant à son tour un commencement d'asphyxie, ses mouvements cessent ou ne se reproduisent qu'à des intervalles plus ou moins éloignés, la femme « ne sent plus remuer, » et l'enfant meurt s'il n'est rapidement expulsé.

Quelquefois après l'accouchement prématuré, s'il ne vient pas mort-né, l'enfant conserve la vie, mais dans la plupart des cas son organisme a reçu une atteinte dont il ne se relève point, et il succombe quelques heures après sa naissance.

OBSERVATIONS.

OBS. I. — Pneumonie chez une femme enceinte de six mois. Accouchement spontané avant terme après demi-heure de travail. —Mort de la mère huit heures après la délivrance.—Autopsie. — Lésions valvulaires.

Pauline V..., âgée de 32 ans, lingère, entre à l'hôpital des Cliniques le 31 mai avec tous les symptômes d'une pneumonie droite : elle est à son sixième mois de grossesse. A son arrivée, la dyspnée est extrême, le pouls fort et fréquent, la peau très-chaude et sèche. A huit heures et demie du soir on pratique une saignée de 400 grammes environ; la constitution robuste, pléthorique même de la malade indique ce mode de traitement. Vers onze heures du soir, on n'avait pas observé d'amélioration notable. A ce moment quelques douleurs se manifestent, et sans aucune difficulté l'accouchement s'opère après un travail d'une demi-heure. L'enfant est vivant, mais très-chétif et très-pâle, il pèse à peine 1150 grammes. A dater du moment de la délivrance, l'état de la mère s'aggrave, la dyspnée augmente, elle meurt le lendemain, 1er juin, à sept heures du matin, avec tous les symptômes d'une asphyxie rapide.

A l'*autopsie*, on trouve une pneumonie à la période d'engouement, occupant les deux tiers inférieurs du poumon droit. A la coupe, le tissu est dense; plongé dans l'eau il descend immédiatement au fond. Le poumon gauche est sain dans la plus grande partie; la base, dans une hauteur de 7 à 8 centimètres seulement, est le siége de la même altération que du côté droit. Le foie est congestionné ; la rate et les reins ne présentent rien de particulier. Les veines des ligaments larges et des trompes sont fortement distendues; leur volume est triplé et elles sont gorgées d'un sang noir et épais. Le cœur gauche est le siége d'altérations dignes d'être mentionnées quoique peu accentuées. L'aorte présente à sa naissance quelques plaques athéromateuses disséminées ; les valvules sigmoïdes sont épaissies par place, amincies dans d'autres points ; semblables lésions se retrouvent au pourtour de la valvule mitrale et sur ses faces, mais elles ne sont pas cependant suffisantes pour empêcher son fonctionnement normal. Les cavités droites sont distendues par de gros caillots noirs qui se prolongent dans les vaisseaux pulmonaires; les valvules sont parfaitement saines. (Recueillie par M. Doléris. *Archives de tocologie*, juillet 1874.)

Obs. II. — Mme B..., 26 ans, constitution frêle, a éprouvé à l'âge de la puberté plusieurs hémoptysies. Depuis, elle s'enrhume facilement. A deux reprises elle a subi des pneumonies qui ont mis sa vie en péril. Enceinte pour la deuxième fois, — la grossesse précédente a régulièrement abouti — elle croit que sa gestation date de sept mois et demi à peu près, lorsque souffrante, elle fait réclamer mes soins. Elle a, me dit-elle, ressenti la veille un frisson suivi de chaleur. Une douleur profonde, obtuse, est ressentie au côté droit du thorax ; l'inspiration n'y ajoute rien. Sentiment prononcé d'oppression. Pouls dur (110), toux fatigante, crachats visqueux, ambrés, quelques-uns striés de sang. Pommette droite colorée, décubitus gauche pénible ; matité et râle crépitant dans la moitié supérieure du côté affecté. Le diagnostic était clair : pneumonie franche.

Quant au traitement, ni le tempérament de Mme B..., ni ses antécédents personnels et de souche, ne permettaient de songer aux émissions sanguines, presque inusitées aujourd'hui, même dans des conditions meilleures. Outre cela, les secousses probables du commencement de la médication par l'émétique étaient à appréhender. J'adoptai le moyen terme qui s'indiquait de lui-même, le kermès : 5 décigrammes dans une potion gommeuse de 150 grammes, à prendre par cuillerées, d'heure en heure. Sinapismes *loco dolenti*. De 5 décigrammes, je monte à 6, 7 et 8 dans l'espace de trois jours, au bout desquels, la douleur n'étant que mitigée, j'applique un vésicatoire de larges dimensions, suivi, quarante-huit heures plus tard, d'un second.

Le quatrième jour, la situation s'était détendue, mais légèrement : la toux avait baissé ; le pouls battait 100 fois ; le râle et la matité persistaient ; les crachats étaient toujours caractéristiques. Je crus urgent de recourir au tartre stibié. La dose initiale fut de 4 décig. Un état nauséeux et trois vomissements survinrent dès l'ingestion des premières cuillerées ; après quoi, vers le milieu du jour, des tranchées utérines vives se manifestant, la malade, inquiète, me demanda si elle n'allait pas accoucher. Je conseillai un quart de lavement laudanisé (20 gouttes), lequel amena rapidement une sédation complète.

A ce moment me revint à l'esprit le *Mémoire sur l'émétique*. Interrompu quelques heures, malgré mes recommandations, le traitement est repris, et j'élève graduellement les doses à 5, 6, 7 décigr. ; constatant graduellement aussi, à partir du cinquième jour, la substitution du souffle bronchique et de la bronchophonie au râle crépitant. — Dix jours s'écoulèrent. La malade avait vomi trois fois encore ; et, qu'elle vomît ou non, des coliques d'intensité variable avaient quotidiennement motivé l'emploi du laudanum. Au surplus, l'amélioration de l'affection pulmonaire était notable. Le *rhonchus redux* avait remplacé le souffle bronchique ; le pouls était descendu à 85 ; les crachats s'étaient décolorés ; de la douleur, il n'y avait plus trace. Ce jour-là, le onzième, les nausées furent incessantes ; plusieurs vomissements. En même temps, tranchées plus vigoureuses que jamais. Mme B..., est convaincue de l'imminence de son accouchement. Nulle perte. Le col, non effacé, est mou. Il admet la moitié de la phalangette. Suppression de l'émétique. Deux quarts de lavement à 15 gouttes sont donnés à vingt-cinq minutes de distance, ils procurent une heure de tranquillité. Les coliques se réveillent ensuite : 20 gouttes en font définitivement justice.

Le lendemain, le surlendemain, les choses vont à souhait. Mme B..., prend volontiers du bouillon, qu'elle n'avait jusque-là accepté qu'avec répugnance. Mais, à la fin de la nuit suivante, le travail recommence, irrémissiblement cette fois. En arrivant, à six heures, je trouve les eaux écoulées; la tête est dans l'excavation. A sept heures, l'accouchement se terminait. L'enfant, petit, grêle, pesait un peu moins de 3 kilogrammes. Le cordon s'insé rait à plus de 2 centimètres au-dessous de la ligne correspondant à la moitié du corps. Le terme, on le voit, avait été devancé d'un mois environ. (Recueillie par M. Watelle père. *Union médicale*, 19 décembre 1872.)

OBS. III. — Pneumonie chez une femme à la fin du sixième mois de sa grossesse; symptômes graves; amélioration de la pneumonie à la suite d'un acconchement prématuré qui n'a pu être enrayé. — Apparition de la complication suettique, délire ataxique. — Guérison après cinq semaines de maladie.

Le dimanche, 4 avril 1869, à six heures du matin, je suis appelé dans la commune de Blainville, pour Mme N..., malade depuis la veille au soir. D'un tempérament lymphatique, Mme N..., qui est ma cliente depuis neuf ans, a eu rarement besoin de mes conseils. Il y a quatre ans, elle a déjà été atteinte d'une pneumonie simple, au cinquième mois d'une grossesse. Sous l'influence d'un traitement convenable, cette pneumonie est entrée franchement en résolution, et l'accouchement n'a eu lieu qu'à terme. A part cette maladie, je n'ai jamais eu occasion de lui donner mes soins. Cependant, je sais qu'avant son mariage et une fois depuis, elle a rendu du sang par la bouche en grande quantité. Sa mère est morte assez jeune d'une affection de poitrine, que les uns prétendent avoir été une pneumonie et d'autres une tuberculisation. Son père, âgé de 70 ans, est bien portant, ses frères et sœurs sont tous vivants, et rien n'indique chez eux de traces d'une phthisie. Mariée depuis dix ans, Mme N..., âgée de 38 ans, a eu cinq enfants, tous vivants et bien portants; aujourd'hui elle est enceinte d'un sixième et est arrivée à la fin du sixième mois de sa grossesse, qui n'a rien présenté jusqu'à ce jour de particulier. — Très-active, Mme N... négligeait généralement sa santé. Elle avait, depuis plusieurs semaines, un rhume auquel elle ne portait nulle attention, quand tout à coup, après une journée de fatigue, le samedi, 3 avril, vers dix heures du soir, elle a été prise d'un violent point de côté, de suffocation, d'une anxiété inexprimable, qui l'a décidée à m'envoyer chercher dès le point du jour. — A mon arrivée (4 avril), la malade accuse une violente douleur siégeant sous le sein droit et irradiant vers l'épaule du même côté; la face est vultueuse, congestionnée; la difficulté de respirer, augmentée par le développement du ventre, est extrême; les lèvres sont bléues, cyanosées. Le pouls régulier, plein et dur donne 136 à la minute. Sueurs abondantes et visqueuses.

A la *percussion* : matité relative dans toute l'étendue du poumon droit, état normal à gauche.

Auscultation. — Bruit de souffle au niveau de l'angle inférieur de l'omoplate, râle crépitant dans tout le reste de l'étendue. Rien à gauche, rien non plus au cœur. Expectoration difficile, très-rouillée, accompagnée parfois de sang pur et non mélangé aux crachats.

Diagnostic. — Pneumonie.

Pronostic. — Grave, rendu plus sérieux par l'imminence d'une congestion ou d'une hémorrhagie pulmonaire et par la grossesse qui est elle-même une cause de gêne dans la circulation générale. Saignée de 400 grammes ; potion au kermès (4 décigr.) avec sirop de digitale (30 grammes) ; diète.

Le 5. Même état que la veille ; dyspnée extrème, souffle tubaire au poumon droit, râles crépitants à la base du gauche. 10 sangsues *loco dolenti* ; même potion.

Le 6. Amélioration, respiration plus facile, mèmes signes stéthoscopiques ; même potion.

Le 7. Pas de changement ; potion avec poudre de digitale, 0 gr. 75, à prendre d'heure en heure.

Le 8. Nuit mauvaise ; pouls à 134, douleur très-vive à la partie antérieure du thorax. Potion avec infusion de digitale, 0,40, et addition de 0,30 de kermès. Vésicatoire *loco dolenti*.

Le 9. Légère amélioration ; apparition de quelques sudamina autour du cou. Même potion ; bouillon de poulet.

Le 10. Même état des poumons. Douleurs assez vives dans le ventre ; commencement de travail, contractions utérines de dix en dix minutes ; col ramolli, non effacé, mais un peu entr'ouvert. Je prescris un quart de lavement avec 7 gouttes de laudanum, à répéter deux fois dans la journée si les contractions utérines persistaient. Pouls à 132.

Le 11. Aggravation de la pneumonie, souffle tubaire dans le poumon droit et à la base du gauche. Contractions utérines revenues. Même potion ; lavement avec 7 gouttes de laudanum. A 10 heures du soir, accouchement facile d'un enfant qui a vécu quelques heures.

Le 12. Mieux sensible ; râle crépitant de retour dans les deux poumons, expectoration simplement muqueuse, très-abondante. Pouls à 124, ventre très-distendu par des gaz. La malade n'a eu aucune évacuation depuis trois jours : huile de ricin, 30 grammes. La potion est suspendue.

Le 13. L'état des poumons n'est pas aggravé. Le pouls est à 120 ;

néanmoins Mme N..., est plus agitée qu'hier, ses paroles sont parfois incohérentes ; elle a des soubresauts des tendons, la face est
altérée, les yeux sont caves, égarés. Une éruption miliaire extrè-
mement abondante couvre le cou, la poitrine, les épaules et le
dos. L'affection prend le caractère insidieux de la pneumonie
suettique. Sinapismes, vésicatoire sur le côté droit ; potion avec
kermès et musc.

Le 14. Presque plus de délire ; pouls fort, intermittent, oscil-
lant entre 112 et 124 ; sueur visqueuse, face altérée ; difficulté de
respirer intense : point douloureux à gauche, pneumonie au second degré *dans tout le poumon gauche*. Pronostic fàcheux. Potion
au kermès.

Le 15. La nuit a été mauvaise ; depuis ce jour, la malade est
plus cálme et a pu dormir par instants ; face moins altérée, beaucoup d'abattement ; expectoration non rouillée, mais abondante ;
éruption miliaire très-confluente. Pouls intermittent, variant de
80 à 112. Pneumonie au premier degré à droite, râles crépitants
dans toute l'étendue. A gauche, bruit de souffle avec quelques
râles. Même traitement.

Les 16, 17, 18 et 19 avril. Les symptômes s'améliorent progres-
sivement ; les lochies marchent bien. L'éruption miliaire se ter-
nit de plus en plus. Pouls à 96.

Le 21. La malade est un peu moins bien ; nuit agitée. Potion
avec kermès et 2 grammes extrait sec de quinquina.

Le 22. Etat très-calme, sensation de bien-ètre, respiration
facile. Pouls à 60, avec 16 à 20 intermittences. Les poumons se
dégagent. Enfin, après des alternatives en bien et en mal, la malade entre franchement et complètement en convalescence le
6 mai. (Recueillie par M. Chatelain, *Journ. de méd. de Bruxelles*,
1870).

Nous n'avons pu reproduire *textuellement* cette
dernière observation à cause de sa longueur considérable, mais nous en avons donné les parties essen-
tielles.

Obs. IV. — Mme F...., âgée de 28 ans, d'une bonne constitution,
était parvenue au septième mois de sa grossesse sans aucun accident, lorsque, sans cause appréciable, elle fut prise, dans la
journée du 17 avril 1844, d'un violent frisson, et, dès la nuit suivante, d'une douleur vive sous le sein droit, d'oppression et de
toux. Pendant trois jours, les symptômes n'augmentèrent point ;
seulement les nuits furent signalées par un mouvement fébrile

prononcé. Le cinquième jour de l'invasion, le point de côté devint plus aigu, la dyspnée plus considérable, la toux plus fréquente. Les crachats se teignirent de sang; du râle crépitant se faisait entendre vers le tiers inférieur du poumon droit. La face était animée, le pouls plein et accéléré; les mouvements du fœtus avaient lieu plus fréquemment que d'ordinaire; le corps de l'utérus était sensible à la pression. M. Mazade, appelé ce jour-là seulement, pratiqua une saignée qui se recouvrit d'une couenne épaisse. Le sixième jour, l'oppression avait augmenté; l'expectoration était visqueuse et rouillée; dans les points du poumon où on l'avait constaté la veille, le râle crépitant masquait complètement le bruit respiratoire; dans cette même étendue la percussion donnait un son mat. Les mouvements du fœtus présentaient toujours la même fréquence, et les parois de l'utérus la même augmentation de sensibilité. Seconde saignée. Le septième jour, respiration bronchique et résonnance de la voix dans la région qu'occupait le râle crépitant. La dyspnée s'était accrue. Les mouvements du fœtus était moins réitérés, le corps de l'utérus était dur et douloureux. Troisième saignée; sang toujours couenneux. Le huitième jour, pendant la nuit, exacerbation intense, délire; respiration anxieuse, suffocation imminente. Le pouls avait acquis une grande fréquence; en même temps, il était dépressible. La physionomie s'était altérée. Les mouvement du fœtus n'étaient perçus que faiblement et à de longs intervalles. Le globe utérin offrait toujours de la rigidité; il paraissait à la malade qu'il était le siége de contractions fréquentes. Dans cet état, on n'osa plus recourir à de nouvelles émissions sanguines. Potion avec 40 centigrammes de tartre stibié, par cuillerée à bouche, de deux en deux heures.

Il y eut des nausées et des selles. Dès la nuit suivante, l'agitation avait été moindre; le lendemain, les envies de vomir et le dévoiement avaient cessé. La dyspnée avait diminué; le pouls s'était relevé; l'expression de la physionomie était meilleure. La tension de l'utérus était moindre; ses contractions moins prononcées. Les mouvements du fœtus étaient devenus plus fréquents et plus énergiques. — A dater de ce jour, la résolution de l'inflammation thoracique continua à faire des progrès. La médication stibiée fut suspendue le quatrième jour de son emploi. Alors il ne restait plus qu'une toux légère, une expectoration simplement catarrhale. Le murmure respiratoire et la sonorité des parois thoraciques étaient revenus à leur état normal. Les mouvements du fœtus avaient repris leur mode habituel de manifestation. L'utérus avait cessé d'offrir des signes de rigidité, de contraction et d'augmentation de sensibilité. La convalescence était définitivement établie. — Arrivée au terme normal de la grossesse, Mme F.... accoucha régulièrement d'un enfant bien développé et plein de vie. (Recueillie par M. Mazade, *Revue médico-chirurgicale de Paris*, t. VI.)

Obs. V. — Mme B...., 24 ans, constitution nerveuse et délicate, était parvenue au sixième mois de la grossesse, lorsqu'elle fut atteinte, en février 1846, d'une pleuro-pneumonie du côté droit. Le cinquième jour, malgré l'emploi de trois saignées et de plusieurs applications de sangsues, les symptômes avaient acquis un haut degré de gravité. L'imminence du danger, l'impuissance du traitement antiphlogistique et l'exemple du succès que lui avait offert l'emploi du tartre stibié dans le cas précédent, déterminèrent M. Mazade à le prescrire à la dose de 30 centigrammes par jour. Il y eut d'abord des vomissements et un léger dévoiement; mais bientôt la tolérance s'établit; et, dès le troisième jour, la résolution de la pneumonie s'était opérée. — Le huitième jour de [sa convalescence, Mme B.... but de l'eau fraîche en grande quantité. Dès le soir même, elle éprouva du frisson et une douleur aiguë sous le sein gauche; les jours suivants, les signes les plus graves et les plus caractéristiques d'une pleuro-pneumonie du côté gauche se manifestèrent. Le septième jour de l'invasion de cette nouvelle phlegmasie, il existait un mouvement fébrile et une anxiété intenses. Il y avait absence de sonorité et de bruit respiratoire dans les parties latérales et postérieures de la base du côté gauche du thorax. Deux saignées avaient été pratiquées, de nombreuses sangsues avaient été appliquées. Le médecin se proposait d'employer, une seconde fois, la médication stibiée, lorsqu'une sueur abondante se déclara; sous l'influence de ce mouvement critique, la résolution de l'inflammation s'accomplit rapidement. — Pendant l'existence de ces deux invasions si rapprochées de pleuro-pneumonie, les mouvements du fœtus furent plus limités et plus rares; l'utérus exécuta, plusieurs fois, des contractions très-appréciables et qui paraissaient annoncer un accouchement très-prochain. Cependant l'accouchement n'eut lieu qu'à son terme naturel, et l'enfant qui vint était bien développé et bien viable (Recueillie par M. Mazade, *Revue médico-chirurgicale de Paris*, t. VI.)

Obs. VI. — La femme G...., âgée de 30 ans, d'une constitution délicate, était parvenue au sixième mois de la grossesse, lorsqu'elle fut atteinte, le 4 mai 1848, d'une pleuro-pnemonie du côté droit. Ce ne fut que le 7 mai, quatre jours après l'invasion de la maladie, que je fus appelé auprès de cette malade. Il y avait point de côté, dyspnée excessive; toux, crachats visqueux et rouillés, râle crépitant dans les deux tiers inférieurs du poumon droit. Le pouls donnait 120 pulsations par minute : la soif était vive, la langue saburrale ; le ventre n'était point douloureux à la pression et il ne se passait rien d'anormal du côté de l'utérus. Je pratiquai, ce jour-là, deux saignées : le sang était couenneux et le caillot sans consistance. Après la seconde saignée, la malade était si faible que, n'osant insister sur les émissions sanguines, je prescrivis une potion contenant 40 centigrammes de tartre stibié, à prendre une cuillerée d'heure en heure. A la quatrième cuillerée, il y eut des vomissements qui se reproduisirent, par inter-valles, pendant quelques heures, et, au moyen desquels, cinq vers lombrics furent expulsés. Enfin, les vomissements cessèrent et furent remplacés par une légère diarrhée. Le lendemain, le pouls était descendu à 90 pulsations, la dyspnée avaient consi-dérablement diminué, et la résolution de la pleuro-pneumonie commençait. — Malgré les secousses violentes et répétées du vomissement, il ne se manifesta aucun signe de contraction uté-rine. Au bout de quelques jours, la malade était convalescente ; elle accoucha heureusement, au terme naturel de la grossesse, d'un enfant bien portant et bien développé. (Recueillie par M. Ha-brand. *Revue médico-chirurgicale de Paris*, t. VI.)

Obs. VII. — Une femme de 25 ans, nommée Charpentier (Anne), domestique, demeurant rue de la Cité, 34, est entrée à l'hôpital de la Charité, salle Saint-Basile, n° 13, le 9 avril. Enceinte de six mois, et pour la seconde fois, elle a éprouvé, deux jours avant son entrée à l'hôpital, un violent frisson, auquel a succédé une fièvre assez intense, qui s'est accompagnée d'une douleur de côté très-aiguë. Depuis ce moment, la malade a perdu l'appétit, les forces ; elle a gardé le lit, et, n'observant aucune amélioration dans sa position, elle s'est décidée à réclamer les secours de l'art. Elle se présente à l'observation dans l'état suivant : face altérée, souffrante, coloration des pommettes, dyspnée, douleur de côté s'exaspérant par les mouvements, les efforts de toux ; toux grasse et fréquente ; crachats rouillés ; souffle à gauche et en arrière de la poitrine, matité en ce point ; râles crépitant et sibilant en avant des deux côtés du thorax ; à droite et en arrière, résonnance meil-leure qu'à gauche ; râles sibilant, crépitant, muqueux dans toute cette région ; peau chaude et sèche ; pouls fréquent, développé, à 104 ; langue blanche, constipation. Une saignée de trois palettes, 10 centigrammes de tartre stibié, eau gommeuse, potion calmante pour le soir.

10 avril. Le poumon droit a sa sonorité normale ; on y perçoit, dans presque toute son étendue, les râles divers déjà notés ; à

gauche, au contraire, la matité semble plus prononcée; elle occupe tout le bord postérieur du poumon, qui d'ailleurs résonne très-bien en avant. Le souffle occupe également le bord postérieur; il y a de la bronchophonie, et, vers la base, quelques foyers de râle crépitant. En avant, les râles sont sibilants, crépitants et ronflants. La toux est toujours fréquente et humide ; les produits de l'expectoration teints de sang, la dyspnée considérable, la fièvre intense et même augmentée, le point de côté très douloureux. — Nouvelle saignée, mêmes boissons.

Le 11. Même état du poumon droit; à gauche, le souffle a un peu diminué sur le bord postérieur; matité limitée aux trois quarts supérieurs de ce bord ; le quart inférieur résonne mieux; en avant, sonorité normale, râles de la bronchite ; pouls toujours fort et fréquent; transpiration abondante sur toute la poitrine, crachats toujours rouillés ; respiration fréquente; moins de douleur de côté. — Nouvelle saignée, mêmes boissons.

Le 12. Amendement des symptômes généraux; persistance des phénomènes locaux, moins le souffle et la matité du côté gauche, qui sont avantageusement modifiés, sans avoir pourtant totalement disparu. Continuation des boissons.

Du 12 au 19. Les symptômes précédemment signalés vont en s'améliorant chaque jour; disparition du point de côté, diminution graduelle de la chaleur cutanée ; ralentissement et amélioration dans les qualités du pouls; crachats de moins en moins colorés, bien que toujours abondants; toux moins fréquente et moins pénible; ralentissement notable de la respiration; réapparition, chaque jour plus sensible, de la sonorité thoracique dans les points où elle était diminuée ou abolie; remplacement du souffle, de la bronchophonie et du râle crépitant par les râles de la bronchite; retour du sommeil, des forces et de l'appétit. A partir du 19, la malade, convalescente, est presque complètement débarrassée des accidents pectoraux qu'elle avait présentés à son arrivée. Elle reste encore quelque temps à l'hôpital, et sort parfaitement guérie le 6 mai. (Sans nom d'auteur. — *Bulletin général de thérapeutique*, t. XLIV. 1853.)

OBS. VIII. — Il s'agit d'une jeune femme, âgée de 19 ans, enceinte de quatre mois et demi.

15 mars. S'étant exposée au froid, cette dame eut un violent frisson. et, le 16 mars, M. Martineau constatait l'existence d'une pleuro-pneumonie du côté droit; la fièvre était excessive, l'oppression très-intense. On applique vingt ventouses scarifiées sur le côté malade afin d'avoir 200 grammes de sang, et l'on administre la potion suivante :

Kermès . . . . 0 gr. 30
Poudre d'ipéca. 0   03
Sirop d'ipéca 30   00

Le 17. Même état, même traitement (ventouses scarifiées et potion), vésicatoire sur le côté malade. Dans la nuit du 17 au 18 mars, à une heure du matin, la malade fut prise de coliques utérines et lombaires ; M. Martineau, appelé, constata l'imminence d'une fausse couche. Les douleurs étaient très-violentes, très-rapprochées, un écoulement sanguinolent se faisait par la vulve. Il prescrivit un lavement ainsi composé :

Eau. . . . , . . . 125 grammes.
Hydrate de chloral. . . 1   —

A huit heures du matin, les douleurs sont moins rapprochées, moins intenses, l'écoulement sanguin persiste ; deuxième lavement au chloral (même formule) ; à midi, quelques douleurs lombaires de temps en temps, l'écoulement sanguinolent est presque nul ; troisième lavement. A six heures du soir, les douleurs ont complètement cessé, l'écoulement sanguinolent n'a plus lieu : quatrième lavement au chloral.

Le 18. La nuit a été calme, la pneumonie est en voie de résolution dans la moitié supérieure du poumon. Du côté de l'utérus, il n'existe plus aucun phénomène, la fausse couche est arrêtée ; par précaution, on administre un cinquième lavement. La pleuropneumonie était guérie au bout de neuf jours. La fausse couche n'avait pas eu lieu, et depuis quelques jours, la malade perçoit les mouvements de l'enfant. (Recueillie par M. Martineau *Bulletin général de thérapeutique*. 30 avril 1874.)

§ III.

TRAITEMENT.

Pendant bien longtemps, on a cru que les maladies aiguës, survenant chez la femme enceinte, étaient mortelles. Hippocrate l'avait affirmé, le doute n'était pas permis. Partant de ce principe, non-seulement les anciens médecins ne traitaient pas la maladie, mais encore ils regardaient comme dangereux tout traitement actif.

Puis on tomba dans l'excès contraire, et nous voyons que du temps de Mauriceau on saignait sans mesure et jusqu'à épuisement les femmes grosses atteintes de pneumonie : celles-ci avortaient et succombaient bientôt après. Ce dénouement n'étonnait nullement le grand accoucheur (1) : regardant comme très-grave l'avortement quand il était déterminé par une maladie aiguë, il le considérait comme toujours mortel lorsqu'il était dû à la fluxion de poitrine, « maladie qui de soy étoit mortelle. »

Mais depuis on a reconnu que les maladies aiguës, qui éclatent pendant la grossesse, ne mettent pas toujours la vie de la femme en danger ; on a même reconnu qu'un traitement actif bien dirigé n'était que favorable à la bonne terminaison de la phlegmasie ; et aujourd'hui tous les auteurs, repoussant l'expectation comme plus nuisible qu'utile, sont convaincus qu'il faut traiter la pneumonie de la grossesse comme celle qui survient dans les conditions ordinaires, en usant toutefois de prudence et de ménagements. (Grisolle, Bourgeois, MM. Chatelain, E. Verrier, Depaul.)

De quelle manière doit donc se comporter le méde-

(1) Nous avons pu recueillir, dans le tome II du *Traité des maladies des femmes grosses* de Mauriceau, cinq observations de pneumonie pendant la grossesse. Ne sachant pas si Grisolle les a comprises au nombre de ses 18 faits, car il n'indique pas la source où il a puisé ces derniers, nous ne les avons pas ajoutées au tableau. Au reste, les cinq femmes dont parle Mauriceau avortèrent ou accouchèrent avant terme et moururent deux ou trois jours après.

cin quand il se trouve en présence d'un cas de pneumonie chez une femme enceinte? Quels moyens doit-il employer contre cette affection ?

Ces moyens sont nombreux et ne diffèrent pas de ceux que l'on utilise dans la pneumonie ordinaire. Nous ne parlerons ici que des principaux, et nous passerons successivement en revue : 1° la saignée, 2° l'émétique, 3° le kermès, et 4° la digitale.

Enfin, nous rechercherons si, dans le but de sauver la femme, le médecin peut et doit quelquefois provoquer l'avortement ou l'accouchement prématuré.

1° *Saignée.*

S'il faut en croire Hippocrate, la saignée serait un puissant abortif : « *Mulier utero gerens, sanguine misso ex venâ, abortit, et magis si fœtus sit major.* »

Cette opinion, acceptée par les médecins anciens, et qui est encore celle des gens étrangers à l'art de la médecine, n'est pas admise aujourd'hui par le plus grand nombre des auteurs, si ce n'est pour les femmes prédisposées à l'avortement.

Les faits ne manquent point qui prouvent son innocuité dans la plupart des cas; les exemples abondent dans Mauriceau. Cet auteur parle de la femme d'un de ses confrères qui fut saignée 80 fois pendant sa gestation, et qui n'en porta pas moins à terme un enfant bien développé ; il rapporte encore qu'une autre femme enceinte fût saignée 10 fois du pied sans plus d'inconvénient (observ. 644). De La Motte cite une dame que l'on se crut obligé de saigner 87 fois dans les cinq derniers mois de sa grossesse, et qui n'accoucha pas avant terme. Velpeau (1) et Desormeaux (2) disent qu'on peut avoir recours à la saignée si les circonstances le réclament, comme si la femme n'était pas enceinte, à moins toutefois qu'il n'y ait prédisposition à l'avortement. Chailly-Honoré (3) et Velpeau (4) proclament même les émissions sanguines comme un des meilleurs moyens préventifs de l'avortement.

M. Depaul est partisan de la saignée dans la pneumonie aiguë des femmes enceintes. Dans la leçon qu'il fit, le 2 juin 1874, à propos de la femme de l'observation I, l'éminent professeur déclara qu'il avait vu, dans sa pratique, des femmes grosses atteintes de pneumonie, même double, guérir par les émissions sanguines, et cela sans faire de fausse couche.

Dût-on faire avorter la femme, il ne faudrait pas hésiter, *dans les cas graves*, à employer la saignée. « Il faut bien se persuader, dit Grisolle (5), que la pneumonie est une cause bien autrement puissante d'avortement ; et cette cause est d'autant plus active qu'on néglige davantage les moyens propres à la combattre. Il faut donc, chez la femme enceinte, suivre les indications que fournissent l'état général et l'état local, et faire tout à fait abstraction de la position spéciale de la femme, car, en combattant la maladie, on combat en même temps la cause la plus active de l'avortement. »

(1) Velpeau. Traité d'accouch., t. I.
(2) Desormeaux. Dict. en 30 vol. Art. Avortement, t. IV.
(3) Chailly-Honoré. Bull. de thérap. Avril 1842.
(4) Velpeau, loc. cit.
(5) Grisolle. Loc. cit. Traitement.

Indications. — La saignée est indiquée toutes les fois que la femme est forte et vigoureuse, qu'elle a été jusque-là bien portante ; que le pouls est ample, fort et fréquent, la température élevée ; que la respiration est courte, saccadée, et la suffocation intense.

La saignée, surtout si elle est abondante, abaisse la température, diminue la fréquence du pouls, amoindrit l'état congestif pulmonaire, facilite l'acte de la respiration, et prévient par conséquent l'empoisonnement du sang par l'acide carbonique (Chatelain, Niemeyer).

Contre-indications. — On devrait s'abstenir des émissions sanguines si la femme était anémique et débile, si son tempérament et ses antécédents s'y opposaient. La saignée ne ferait qu'augmenter le danger de l'épuisement produit par la pneumonie.

Il serait peut-être prudent aussi de ne pas y avoir recours ou de ne l'employer qu'avec réserve lorsque la phlegmasie vient compliquer une affection organique du cœur chez la femme grosse.

2° Émétique.

Il arrive souvent que deux, trois saignées sont inefficaces et ne déterminent aucune modification dans les phénomènes congestifs du poumon et les troubles généraux. C'est alors que l'on emploiera, et avec succès, le tartre stibié ; plusieurs médecins en ont obtenu des effets remarquables, on peut facilement s'en convaincre par la lecture des observations de MM. Mazade, Habrand, Watelle père.

Il n'y a pas bien longtemps encore, on supposait

que l'émétique était capable de produire l'expulsion du fœtus d'une manière mécanique, par les secousses violentes que le vomissement imprime à la matrice. C'est pour se rendre compte de ce fait que MM. Mazade, Habrand et l'auteur anonyme de l'observation de la Charité ont administré l'émétique à leurs malades ; dans aucun de ces trois cas, l'avortement n'a eu lieu.

Cependant un fait de Grisolle semblerait donner raison à ceux qui pensent que les secousses du vomissement peuvent déterminer l'expulsion de l'enfant : une femme enceinte de quatre mois et affectée d'une pneumonie de médiocre intensité, pour laquelle elle avait été saignée deux fois, avorta le lendemain de l'administration d'une potion contenant 4 décigrammes d'émétique. Cet auteur ne croit pas que le médicament ait été la cause véritablement déterminante de la fausse couche, *parce que les évacuations avaient été peu abondantes et peu répétées* ; et il accuse la pneumonie de cet accident.

La question en était là, lorsque tout récemment des expériences et de nouvelles observations sont venues mettre hors de doute les propriétés obstétricales du tartre stibié administré à *haute dose*. Des médecins étrangers, MM. Young, Alexander, Parker, Gantillon, ont donné l'émétique en lavement et ont réussi à amener l'accouchement, ralenti par l'insuffisance des contractions de l'utérus. D'après ces auteurs, le médicament agit de la manière suivante :

1° Il excite la contractilité des fibres musculaires de l'utérus ;

2° Les contractions qu'il détermine ne sont point tétaniformes comme celles de l'ergot de seigle ; elles sont temporaires, intermittentes, semblables aux douleurs normales de la parturition ;

3° Il relâche les muscles tant volontaires qu'involontaires, et détruit la rigidité du col de la matrice et celle du périnée (Parker) ;

4° Il excite la sécrétion des mucosités du vagin, lubrifie sa surface, la ramollit ainsi que le col.

M. Delioux de Savignac (1), ayant prié M. Bourdon de vouloir bien expérimenter dans ce sens le tartre stibié, ce dernier médecin a obtenu les mêmes résultats que les praticiens étrangers et a confirmé leurs conclusions.

Ces propriétés physiologiques font de l'émétique un agent précieux pour le traitement de la pneumonie des femmes grosses. On comprend maintenant pourquoi la malade dont parle Grisolle, et dont la phlegmasie était si peu intense, a avorté : la fausse couche n'était pas due à la maladie, mais au médicament ; elle n'était pas due à une action mécanique, mais à une action physiologique du tartre stibié.

Il est vrai que, dans deux cas, MM. Mazade et Habrand ont administré la même dose d'émétique que Grisolle, et que l'expulsion du fœtus n'a pas eu lieu. Mais il y a peut-être ici une question de tolérance individuelle, et la dose qui a pu faire avorter l'une n'a pas fait avorter les deux autres. On voit, par exemple, que pour faire accoucher avant terme la femme qui est le sujet de son observation, M. Watelle a été obligé de donner jusqu'à 7 décigrammes de tartre stibié, presque le double ; et, dans ce dernier

____

(1) Delioux de Savignac. Bull. de thérap. 1871.

cas, c'est certainement au médicament qu'il faut attribuer l'expulsion du fœtus.

Indications. — Il ressort de cette discussion que l'émétique peut être d'une grande utilité pour le praticien selon les indications qui se présenteront.

Si la pneumonie offre des symptômes peu violents, si la gêne respiratoire est peu menaçante, et si l'on n'a pu modifier l'état de la maladie par la saignée, on devra prescrire le tartre stibié à dose peu élevée (de 10 à 30 centigrammes).

Si au contraire, et malgré les émissions sanguines, les phénomènes congestifs des poumons sont très-graves, la gêne de la respiration considérable, l'asphyxie imminente, quand même il se manifesterait des contractions utérines et un commencement de travail, on ne devra pas hésiter, pour sauver la femme, à donner le médicament à haute dose (de 40 à 70 centigrammes).

3° *Kermès, et* 4° *Digitale.*

Nous dirons peu de chose du kermès et de la digitale.

Le premier de ces médicaments peut être très avantageux pour le traitement des pneumonies peu graves, ou quand l'émétique est contre-indiqué.

La digitale est excellente pour combattre la fréquence du pouls, la gêne respiratoire et l'imminence de la congestion pulmonaire.

Chez la malade à laquelle il a donné ses soins, M. Chatelain a retiré de bons effets de ces deux médicaments associés. Il conseille la formule suivante :

Kermès minéral.   1 gr.
Poudre de digitale.   0,40
Faire 20 pilules. En prendre une chaque heure.

Laudanum et Chloral.

Lorsque la pneumonie détermine des contractions utérines, comme cela se produit dans la plupart
des cas, et qu'on désire les enrayer, on se servira
avec avantage du laudanum ou du chloral donné en
lavement.

Les excellents effets du laudanum, donné pour cette
indication particulière, sont trop connus pour que
nous y insistions ici.

Quant au chloral, M. Martineau s'en est servi pour
sa malade et a réussi à arrêter les contractions de
l'utérus. Mais nous croyons qu'il ne faudrait employer ce médicament qu'à défaut de laudanum ou
lorsque celui-ci aurait été inefficace. Le chloral a des
propriétés irritantes, et l'on devrait craindre une inflammation du rectum.

Nous avons vu plus haut que, dans les trois derniers mois de la grossesse, la mort de la femme et
celle de l'enfant étaient souvent la conséquence des
accidents si graves de la pneumonie ; nous avons vu,
d'autre part, que parfois il se produisait une amélioration remarquable dans l'état de la mère après
l'expulsion du fœtus.

Le médecin doit-il voir dans cette dernière circonstance une indication à la provocation de l'accouchement artificiel dans certains cas ? Doit-il, s'il croit

pouvoir sauver et la mère et l'enfant, déterminer l'expulsion de ce dernier lorsqu'il est viable?

Cette grave question a été résolue affirmativement par les médecins d'Outre-Rhin ; les médecins allemands admettent cette pratique dans les maladies de la femme grosse qui compromettent son existence et celle de l'enfant qu'elle porte dans son sein. MM. Stoltz (1) et Silbert (d'Aix) (2), signalent aussi les maladies graves comme pouvant réclamer l'accouchement prématuré. Telle est également l'opinion de MM. Chatelain, Matton et Marchant.

Quant à nous, nous croyons aussi qu'il est permis d'en venir à cette extrêmité, mais seulement lorsque l'état de la mère paraît désespéré, la vie de l'enfant compromise et que l'on ne voit pas d'autre moyen de sauver l'un ou l'autre, ou même les deux à la fois.

Quelle devrait donc être la règle de conduite du praticien en pareille circonstance ?

La pneumonie se présente-t-elle avec des symptômes peu redoutables, nous pensons qu'il faudrait la combattre par les moyens ordinaires et s'opposer à l'accouchement s'il menaçait de se produire.

Si la gêne respiratoire est intense, la température très-élevée, la congestion pulmonaire très-prononcée, s'il se manifeste des contractions utérines, le praticien devra, selon nous, administrer l'émétique à haute dose afin de favoriser le travail qui commence et de hâter l'accouchement. « Nous n'hésiterions même point, dit M. Chatelain, dans un cas de pneumonie grave, aux

(1) Stoltz. Nouv. dict. de méd. et de chir. pratiques. Art. Accouchement, t. I, page 295.
(2) Silbert. Bull. de thérap. T. II.

deux derniers mois de la grossesse, lorsque les troubles de la circulation et de la respiration rendraient l'asphyxie imminente, à entrer dans la voie que nous ont si courageusement tracée MM. Thirion et Aran, et à provoquer l'accouchement prématuré artificiel. Notre conscience d'honnête homme et de praticien nous dirait que nous avons fait ce qu'il était humainement possible de faire, et pour la mère et pour l'enfant. »

Toutefois nous croyons que l'emploi du tartre stibié à haute dose dispenserait de cette manœuvre dangereuse en aidant puissamment à l'expulsion du fœtus.

La conduite du médecin devrait être également très-prudente dans les cas de pneumonie survenant dans les six premiers mois de la gestation, c'est-à-dire avant l'époque de la viabilité du fœtus. Tout en tenant grand compte de la vie de ce dernier, il doit avant tout songer au salut de la mère.

Si la pneumonie n'offre pas de gravité, bien qu'il se produise des contractions utérines, le médecin, selon toutes probabilités, empêchera la fausse couche par un traitement bien dirigé.

Mais si l'état de la malade met sa vie en péril et ne laisse presque plus d'espoir, alors il administrera le tartre stibié à dose rasorienne afin d'activer et d'achever l'avortement, qui tuera l'enfant, mais peut-être sauvera la mère.

CONCLUSIONS.

I. — La pneumonie, qui frappe la femme enceinte, acquiert, par le fait de la grossesse, un degré de gravité qu'elle n'a pas dans les conditions ordinaires de la vie.

II. — Plus la grossesse est près de son terme et plus elle court le risque d'être supprimée par une pneumonie intercurrente.

III. — Le danger est plus grand pour la femme dans les trois derniers mois de la gestation que dans les six premiers : car dans ce dernier cas, la mort a été l'exception, tandis que, dans le premier, elle a enlevé la moitié des malades.

IV. — Il est rare que la femme meure sans avoir préalablement avorté ou accouché avant terme.

V. — L'expulsion du fœtus a le même degré de gravité pour la mère quelle que soit l'époque à laquelle cette expulsion a lieu.

VI. — Pour l'enfant, le danger de l'expulsion est moindre après qu'avant le 180° jour : car s'il est expulsé après cette époque, il est viable, et il a pu conserver la vie dans le tiers des cas ; tandis que, s'il est expulsé avant, il est fatalement condamné à périr.

VII. — Les troubles de l'hématose et l'intensité de la fièvre sont les causes de l'expulsion du fœtus.

VIII. — Cette expulsion détermine parfois une amélioration prononcée dans l'état de la malade et favorise la résolution de la pneumonie.

IX. — La pneumonie des femmes enceintes doit être traitée avec toute l'énergie nécessaire, comme si la grossesse n'existait pas : l'expectation serait dangereuse.

X. — Il ne faut pas craindre de saigner. Si les émissions sanguines ne donnent pas de résultat, l'émétique à dose modérée rendra de grands services.

XI. — Dans les cas de pneumonie grave, et si l'on ne conservait plus l'espoir de sauver la mère et l'enfant par les moyens ordinaires, on agirait sagement en administrant d'abord l'émétique à dose rasorienne avant d'en venir à la provocation de l'accouchement artificiel.

Paris. A. Parent, imprimeur de la Faculté de Médecine, rue Mr-le-Prince, 31.